Der Weg zur perfekten Darmgesundheit für mehr Lebensqualität: Natürlich heilen und stärken

(Darmkompass: Darmgesundheit und Immunsystem verbessern für mehr Energie und weniger Beschwerden...)

Reproduktion, Übersetzungen, Weiterverarbeitung oder ähnliche Handlungen zu kommerziellen Zwecken sowie Wiederverkauf oder sonstige Veröffentlichungen sind ohne die schriftliche Zustimmung des Autors nicht gestattet.

Copyright © 2024 - Healthy Food Lounge

Alle Rechte vorbehalten.

Inhaltsverzeichnis

Lass uns in die faszinierende Welt der Darmgesundheit eintauchen!	4
Die Wunderwelt des Darms: Eine Entdeckungsreise durch seine Funktionen	6
Was bedeutet eigentlich der Begriff "Darmflora"?	8
Der Weg der Nährstoffe: Wie dein Darm den Körper versorgt	11
Wie unsere Ernährung die Darmflora beeinflusst: Ein Blick in die faszinierende Welt der Dickdarm-Mikrobiota	13
Selbstfürsorge für deinen Darm: Wertvolle Tipps für Gesundheit und Wohlbefinden	15
Der erfrischende Start in den Tag: Zitronenwasser für einen gesunden Körper und Darm	15
Probiotische Ergänzungen: Unterstütze deinen Darm mit guten Bakterien	17
Präbiotische und probiotische Vollwertkost: Die Darmfreunde für eine gesunde Verdauung	19
Trinke nicht während der Mahlzeiten: Die Bedeutung des richtigen Zeitpunkts für Flüssigkeitszufuhr	21
Langsames Essen in entspannter Umgebung: Deine Verdauung profitiert davon	22
Aloe Vera Saft am Morgen: Beruhigung für deinen Darm und Förderung der Heilung	23
Starte mit Rohkost bei jeder Mahlzeit: Aktiviere deine Verdauungsenzyme	26
Gründliches Kauen: Der Schlüssel zur effizienten Verdauung	27
Liebe Sprossen: Sprossen sind reich an Enzymen und eignen sich perfekt für frische Salate.	29
Obst auf nüchternen Magen: Eine erfrischende Gewohnheit für eine gesunde Verdauung	30
Kamillentee: Die beruhigende Wahl für einen gesunden Darm	31

Trinke gefiltertes Wasser für eine gesunde Darmgesundheit	33
Ballaststoffe für eine aktive Darmgesundheit	34
Frühes Abendessen für eine gesunde Verdauung	35
Die Bedeutung einer ausgewogenen Ernährung für die Darmgesundheit	37
Bewegung und körperliche Aktivität für einen gesunden Darm	38
Stressmanagement für eine gesunde Darmgesundheit	40

Natürliche Darmreinigung: So kannst du deinem Darm etwas Gutes tun — 43

Natürliche Darmreinigung mit Garcinia Cambogia: Eine erstaunliche Wirkung namens Hydroxycitric Acid (HCA)	44
Natürliche Darmreinigung mit Apfelsaft: Eine erfrischende Möglichkeit für deinen Darm	45
Natürliche Darmreinigung mit Joghurt: Die leckere Art, deinen Darm zu unterstützen	46
Natürliche Darmreinigung mit Apfelessig: Die kraftvolle Reinigung für deinen Darm	47
Natürliche Darmreinigung mit Ingwer: Dein Weg zu einem gesunden Verdauungssystem	48
Natürliche Darmreinigung mit Leinsamen: Sanfte Unterstützung für deinen Darm	49
Natürliche Darmreinigung mit Aloe Vera Saft: Die natürliche Quelle der Darmgesundheit	49
Natürliche Darmreinigung mit Rizinusöl: Effektiv und schonend für deinen Darm	50
Natürliche Darmreinigung mit Grüner Tee: Dein erfrischender Weg zu einem gesunden Darm	51

Der Geheim-Tipp für einen gesunden Start in den Tag — 53

Lass uns in die faszinierende Welt der Darmgesundheit eintauchen!

Dieses Buch dreht sich ganz um die Gesundheit deines Darms und insbesondere darum, wie du die Darmflora und ihre wichtige Funktion unterstützen kannst. Das Ziel ist es, Krankheiten und Problemen vorzubeugen und dein Immunsystem zu stärken, damit du einen gesunden und vitalen Körper genießen kannst.

In unserer hektischen Zeit scheint es oft so, als hätten wir keine Minute Ruhe. Kein Wunder also, dass viele von uns mit Verdauungsproblemen, Unverträglichkeiten und Allergien zu kämpfen haben. Die Nahrungsaufnahme gerät in unserem vollgepackten Terminkalender oft in den Hintergrund. Wir finden kaum Zeit und Ruhe, um gesunde Lebensmittel zu genießen. Unsere moderne Arbeitswelt und Schulsysteme lassen wenig Spielraum für Entschleunigung zu. Doch wir dürfen nicht vergessen, wie essenziell und wichtig unsere Ernährung für unser Wohlbefinden ist. Die Nahrung, die wir zu uns nehmen, gelangt in unseren Magen, passiert unseren Darm und wird schließlich ausgeschieden. Lebensmittel sind unsere Energiequelle, sie stärken unseren Organismus und versorgen ihn mit lebenswichtigen Elementen, um unser Überleben zu sichern. Umso erstaunlicher ist es, dass wir diesen essenziellen Aspekt in unserem modernen Leben oft vernachlässigen.

Die Versuchung des Fastfoods ist allgegenwärtig. Ein schneller Burger, eine Currywurst oder ein Kebab – sie alle sind verlockend und können durchaus lecker sein. Solange wir gelegentlich Fastfood genießen, ist das auch kein Problem.

Doch es ist an der Zeit, dass wir wieder bewusster auf unseren Körper achten. Hier setzt unser Fokus auf den Darm an. Er ist ein zentrales und äußerst wichtiges Organ in unserem Körper, und in den kommenden Kapiteln werden wir genau beleuchten, warum das so ist. Obwohl einige Abschnitte vielleicht etwas technisch klingen mögen, sind sie dennoch äußerst spannend. Wir werden die verschiedenen Funktionen des Darms betrachten und einen genaueren Blick auf die Darmflora werfen. Außerdem werden wir ergründen, wie Nährstoffe durch den Darm in unseren Körper gelangen und welche Auswirkungen sie auf die Darmflora haben.

Am Ende des Buches erwarten dich weniger technische Tipps für einen gesunden Darm, die du ganz einfach mit Haushaltsmitteln umsetzen kannst.

Ich wünsche dir viel Freude beim Lesen und vor allem einen gesunden Darm!

Die Wunderwelt des Darms: Eine Entdeckungsreise durch seine Funktionen

Der Darm ist eine erstaunliche, gewundene Muskelröhre, die sich vom Magen bis zum Anus erstreckt. Ihr Hauptzweck ist die Verdauung von Nahrung, aber der Darm hat noch viel mehr auf dem Kasten. Er produziert eine Vielzahl von Substanzen, die als Botschafter fungieren und Informationen an andere Teile des Körpers übermitteln. Zudem spielt er eine bedeutende Rolle bei der Abwehr von Keimen und reguliert den Wasserhaushalt unseres Organismus. In der Darmwand finden sich zahlreiche Nervenzellen, und für manche Menschen spiegelt der Darm ihre Gefühlslage wider. Stress oder Ärger können sich beispielsweise in Form von Bauchschmerzen, Durchfall oder Verstopfung äußern.

Der Dünndarm, der direkt an den Magen anschließt, ist erstaunlicherweise zwischen 3 bis 5 Meter lang - von Anfang bis Ende! Er besteht aus drei Abschnitten: Duodenum, Jejunum und Ileum. Die Innenwand des Dünndarms ist wie der Körper eines Akkordeons gefaltet, was seine Oberfläche enorm vergrößert.

Im Dünndarm sind Enzyme im Einsatz, die Nährstoffe wie Kohlenhydrate, Proteine und Fette in ihre winzigen Bausteine zerlegen, sogenannte Moleküle. Diese Enzyme werden nicht nur in den Speicheldrüsen im Mund produziert, sondern auch in der Bauchspeicheldrüse und den Darmzellen. Die Darmzellen sind die Stars, denn sie nehmen diese Bausteine, wie zum Beispiel Zucker, Aminosäuren und Fettsäuren, zusammen mit Vitaminen, Salzen und Wasser auf. Von dort aus gelangen die meisten dieser Nährstoffe in den Blutkreislauf und werden im gesamten Körper verteilt.

Die kleinen Darmzellen leisten noch mehr: Sie produzieren verschiedene Darmhormone, die eine Vielzahl von Prozessen beeinflussen. Dazu gehören die Produktion von Gallenflüssigkeit und Pankreassaft sowie die Regulierung der Wasseraufnahme im Darm, was wiederum unser Sättigungsgefühl beeinflusst.

Nun zum Dickdarm, der im rechten Unterbauch beginnt und etwa 1 bis 1,5 Meter lang ist. Der Dickdarm setzt sich aus Blinddarm, Dickdarm und Mastdarm zusammen, der schließlich im After im Analkanal endet. Hier sind kräftige, wellenförmige Bewegungen im Spiel, um den Darminhalt in Richtung Anus zu befördern. Der Drang, die Toilette aufzusuchen und den Darm zu entleeren, tritt auf, wenn der Stuhl das Rektum erreicht. Wenn wir diesen Drang unterdrücken, speichert das Rektum vorübergehend den Stuhl.

Die Häufigkeit des Stuhlgangs variiert von Person zu Person erheblich: Es ist völlig normal, den Darm zwischen dreimal täglich und dreimal wöchentlich zu entleeren. Diese Frequenz hängt hauptsächlich davon ab, wie viel Ballaststoffe du in deiner Ernährung aufnimmst.

Eine weitere wichtige Rolle des Dickdarms ist die Aufnahme von Wasser und Salzen. Hier beheimatet er Millionen von Bakterien, die eine entscheidende Aufgabe übernehmen. Sie bauen Proteine in der Nahrung ab, um Aminosäuren zu produzieren, und stellen lebenswichtige Vitamine wie B und K her.

Der Darm ist zweifellos ein bemerkenswertes Organ, das in unserer Körperfunktion eine entscheidende Rolle spielt. Lass uns weiterhin die faszinierende Reise durch die Welt des Darms fortsetzen!

Was bedeutet eigentlich der Begriff "Darmflora"?

Dein Magen-Darm-Trakt ist ein wahres Wunderwerk. Er sorgt dafür, dass dein Körper mit all den lebenswichtigen Nährstoffen, Vitaminen und Mineralien versorgt wird, die er benötigt. Diese kostbaren Schätze sind in der Nahrung verborgen, die du zu dir nimmst. Aber wie schafft es dein Körper, all diese wichtigen Stoffe aus der Nahrung zu extrahieren und gleichzeitig Krankheiten abzuwehren? Hier kommt die Darmflora ins Spiel!

Die Darmflora besteht aus Milliarden von nützlichen Bakterien, die im Dickdarm, auch Colon genannt, ihr Zuhause haben. Diese kleinen Helferlein sind entscheidend dafür, dass dein Magen-Darm-Trakt reibungslos funktioniert und du gesund bleibst. Diese Bakterienkolonien werden oft als "normale Flora" bezeichnet - winzige Mikroorganismen, die für deine allgemeine Gesundheit von großer Bedeutung sind.

Stell dir vor, in deinem Darm leben über eine Billion (!) nützliche Bakterien. Diese Mikroorganismen sind hauptsächlich Anaerobier, was bedeutet, dass sie keinen Sauerstoff zum Überleben benötigen. Das Spannende daran ist, dass jeder Mensch eine einzigartige Darmflora hat, die potenziell bis zu 400 verschiedene Bakterienarten enthalten kann. Die meisten von ihnen gehören zu den Gattungen Streptococcus oder Bacteroides. Die große Mehrheit dieser Bakterien hält sich im Dickdarm auf, wo sie in den Darmwänden verweilen und nicht in andere Teile deines Körpers eindringen. Doch bei jedem Stuhlgang verlassen einige von ihnen deinen Körper, wenn sich der Stuhl im Dickdarm und Rektum bildet.

Was machen diese Bakterien also den ganzen Tag? Sie sind wahre Meister in der Fermentation von unverdaulichen Ballaststoffen in deiner Nahrung. Das bedeutet, dass sie diese Ballaststoffe in kleinere Moleküle zerlegen, die dann im Stuhl ausgeschieden werden. Bei einigen Arten von Ballaststoffen dienen sie sogar den Bakterien selbst als Energiequelle. Außerdem spielen sie eine entscheidende Rolle im Stoffwechsel verschiedener Vitamine. Zum Beispiel stellen sie Vitamin K her, das deiner Nahrung beigefügt wird. Warum ist Vitamin K so wichtig? Nun, es sorgt nicht nur dafür, dass dein Blut ordnungsgemäß gerinnt, sondern hilft auch, starke Knochen aufzubauen, da es den Calciumspiegel in deinem Körper reguliert. Deine Darmbakterien produzieren auch andere Vitamine, darunter Biotin, Vitamin B-12, Folsäure und Thiamin, die alle zum B-Komplex gehören.

Aber was passiert, wenn du Nahrung zu dir nimmst? Ganz richtig, du nimmst auch potenziell schädliche Bakterien auf. Aber keine Sorge, die stabile Population gesunder Bakterien in deinem Verdauungstrakt verhindert normalerweise, dass sich diese schädlichen Eindringlinge ausbreiten können. Sie scheiden sogar Substanzen aus, die das Wachstum dieser pathogenen Mikroorganismen hemmen. Doch Vorsicht ist geboten, wenn du Antibiotika einnimmst. Diese können nämlich das empfindliche Gleichgewicht zwischen guten und potenziell schädlichen Bakterien in deinem Darm stören, da sie viele der guten Bakterien abtöten können. Das kann unter Umständen zu Durchfall führen. Eine ernstere Erkrankung kann sich entwickeln, wenn Bakterien wie Salmonella oder Clostridium außer Kontrolle geraten.

Aber keine Sorge, es gibt Möglichkeiten, deine Darmflora zu unterstützen! Probiotische Lebensmittel sind eine fantastische Option. Diese Lebensmittel enthalten lebende Bakterien, die deinen Darmbakterien ähnlich sind oder ihnen gleichen. Wenn du diese Nahrungsmittel regelmäßig zu dir nimmst, kannst du deine Darmflora stärken. Sie helfen dabei, neue Bakterienkolonien hinzuzufügen und verlorene Bakterien während einer Krankheit zu ersetzen.

Probiotische Nahrungsmittel sind nicht nur gut für deine allgemeine Gesundheit, sondern können auch bei der Behandlung von Durchfall und anderen Verdauungsproblemen, wie Morbus Crohn und dem Reizdarmsyndrom, äußerst hilfreich sein. Beispiele für probiotische Nahrungsmittel sind Joghurt mit lebenden Kulturen, fermentierte Kohlgerichte wie Kimchi und Sauerkraut, fermentierte Sojabohnenprodukte wie Miso, Tempeh und Natto, sowie Kefir, eine Art fermentierte Milch, die aus Kuh-, Ziegen- oder Schafsmilch hergestellt wird.

Wenn deine Darmbakterien jedoch durch Antibiotika, Abführmittel, Schwermetalle, Operationen oder Koloskopien abgetötet wurden, ist es wichtig, zuerst Ballaststoffe in deine Ernährung aufzunehmen. Diese helfen dabei, die Bakterien zu ersetzen und den Stuhlgang zu regulieren. Andernfalls könnte es zu unangenehmen Veränderungen im Stuhlgang kommen, was als Dysbakteriose oder Dysbiose bekannt ist.

Es gibt viele Ursachen für Dysbakteriose, von Proteinmangel bis zur Übersäuerung durch Probleme mit der Bauchspeicheldrüse oder akuten Durchfall. Auch die Verwendung von Antibiotika und das Vorhandensein von antibiotischen Rückständen in Lebensmitteln können die Darmflora negativ beeinflussen. Selbst Schwermetalle, künstliche Lebensmittelfarben und Umweltschadstoffe sind potenzielle Störenfriede.

In Anbetracht all dieser Informationen wird deutlich, wie wichtig es ist, deine Darmflora zu schützen und in einem gesunden Zustand zu halten. Die regelmäßige Einnahme von Probiotika ist eine großartige Möglichkeit, dies zu erreichen. Denn eine gesunde Darmflora bedeutet ein gesünderes und glücklicheres Leben für dich!

Der Weg der Nährstoffe: Wie dein Darm den Körper versorgt

Der Prozess, durch den dein Körper die Nährstoffe aus der Nahrung aufnimmt, ist faszinierend und komplex. Lass uns gemeinsam einen Blick darauf werfen, wie diese wichtigen Bausteine deiner Gesundheit durch deinen Darm in den Körper gelangen.

Kohlenhydrate: Beginnen wir mit Kohlenhydraten, die in Lebensmitteln wie Brot, Kartoffeln und Obst vorkommen. Diese werden von Enzymen in deinem Speichel, der Bauchspeicheldrüse und der Darmwand in einfachere Moleküle zerlegt. Stärke wird in Maltose umgewandelt und schließlich in Glukose, die in deinen Blutkreislauf gelangt und Energie liefert.

Eiweiß: Fleisch, Eier und Bohnen sind reich an Proteinen, die ebenfalls verdaut werden müssen. Im Magen beginnt die Verdauung, aber der Dünndarm übernimmt die Hauptarbeit. Enzyme aus der Bauchspeicheldrüse und der Darmwand zerlegen die Proteine in Aminosäuren. Diese kleinen Bausteine werden dann in den Blutkreislauf aufgenommen und zur Reparatur und zum Aufbau von Geweben im gesamten Körper transportiert.

Fette: Fette sind eine wichtige Energiequelle. Dein Körper löst sie im Darmwasser auf, unterstützt durch Gallensäuren aus der Leber. Diese Säuren helfen, die großen Fettmoleküle in kleinere Bestandteile, darunter Fettsäuren und Cholesterin, aufzuspalten. Die Gallensäuren begleiten diese Moleküle in die Darmzellen, von wo aus sie in den Blutkreislauf gelangen und als Energiequelle oder zur Speicherung verwendet werden.

Vitamine: Dein Darm ist auch für die Aufnahme von Vitaminen zuständig. Diese wichtigen Nährstoffe werden in den Darmzellen absorbiert und anschließend in den Blutkreislauf freigesetzt, um im ganzen Körper verwendet zu werden.

Wasser und Salz: Nicht zu vergessen, dein Körper nimmt täglich große Mengen Wasser und Salz aus der Nahrung und Flüssigkeit auf. Dieser lebenswichtige Prozess stellt sicher, dass dein Körper ausreichend hydratisiert bleibt und die richtige Salzkonzentration aufrechterhält.

Der Darm ist ein erstaunliches Organ, das eine Vielzahl von Funktionen erfüllt, um sicherzustellen, dass dein Körper die notwendigen Nährstoffe erhält. Es ist ein perfektes Beispiel dafür, wie komplex und effizient unser Körper arbeitet, um uns gesund zu halten.

Wie unsere Ernährung die Darmflora beeinflusst: Ein Blick in die faszinierende Welt der Dickdarm-Mikrobiota

Die Ernährung ist ein Schlüsselfaktor, der maßgeblich die Zusammensetzung und den Stoffwechsel unserer Darmmikrobiota beeinflusst. Die Menge, Art und Balance der Makronährstoffe in unserer Ernährung (Kohlenhydrate, Proteine und Fette) haben einen erheblichen Einfluss auf die Mikrobiota im Dickdarm.

Unser menschlicher Dickdarm beherbergt eine reichhaltige Population von Bakterienzellen, wobei Bacteroidetes, Firmicutes und Actinobacteria die drei Hauptstämme sind. Diese Bakterien verfügen über eine beeindruckende Vielfalt an Enzymen, die komplexe Nahrungssubstanzen abbauen können.

Bestimmte Darmbakterien sind in der Lage, eine erstaunliche Bandbreite von Substanzen zu metabolisieren, während andere sich auf spezialisierte Aktivitäten spezialisiert haben, wie zum Beispiel den Abbau von Pflanzenzellwänden. Der mikrobielle Abbau von Kohlenhydraten aus der Nahrung führt hauptsächlich zur Bildung von kurzkettigen Fettsäuren und Gasen. Die wichtigsten Produkte dieser bakteriellen Fermentation sind Acetat, Propionat und Buttersäure, die dazu beitragen, den pH-Wert im Dickdarm zu senken.

Diese schwachen Säuren beeinflussen nicht nur die mikrobielle Zusammensetzung, sondern auch die Gesundheit des Dickdarms, wobei Butyrat als bevorzugte Energiequelle für die Darmzellen dient. Einige Bakterienarten im Dickdarm überleben durch Ernährung, indem sie entweder die Abbauprodukte des komplexen Kohlenhydratabbaus oder Fermentationsprodukte wie Milchsäure nutzen.

Der mikrobielle Abbau von Protein führt zu zusätzlichen Fermentationsprodukten, von denen einige potenziell schädlich für die Dickdarmgesundheit sein können.

Die Vielfalt und Komplexität der Darmmikrobiota sind in den letzten Jahren immer deutlicher geworden. Diese Variabilität kann auf eine Vielzahl von Faktoren zurückgeführt werden, darunter Ernährung und Genetik. Die Zusammensetzung und Aktivität der Darmbakterien können sich im Laufe des Lebens aufgrund verschiedener Lebensereignisse, wie Pubertät, Menstruationszyklus, Schwangerschaft und Menopause, verändern. Auch die Ernährung von Säuglingen, wenn sie von der Muttermilch entwöhnt werden, kann einen langfristigen Einfluss auf die Vielfalt der Darmmikrobiota haben. Mit zunehmendem Alter erfolgt eine weitere Verschiebung in der Darmmikroben-Population, wobei Bacteroidetes-Bakterien in der Jugend dominieren und im Alter abnehmen, während der Trend bei Firmicutes-Bakterien umgekehrt ist.

Die genauen Gründe und Konsequenzen dieser Veränderungen sind noch nicht vollständig verstanden, aber sie unterstreichen die komplexe Beziehung zwischen Ernährung, Darmflora und Gesundheit.

Selbstfürsorge für deinen Darm: Wertvolle Tipps für Gesundheit und Wohlbefinden

Darmgesundheit ist ein Schlüsselthema, das oft unterschätzt wird, aber einen großen Einfluss auf dein Wohlbefinden hat. In diesem Artikel werden wir die Geheimnisse der Darmgesundheit erkunden und dir wertvolle Einblicke und Tipps bieten, um deine Gesundheit zu verbessern und ein erfüllteres Leben zu führen. Lies weiter, um zu erfahren, wie du deinen Darm in Topform bringen kannst.

Hier sind einige einfache Tipps, um deinen Darm gesund und glücklich zu halten:

Der erfrischende Start in den Tag: Zitronenwasser für einen gesunden Körper und Darm

Nutze die Kraft der Zitrone: Ein einfacher Morgenritual für einen gesunden Darm

Ein gesunder Darm bildet die Grundlage für unser allgemeines Wohlbefinden. Die morgendliche Routine, ein Glas lauwarmes Zitronenwasser auf nüchternen Magen zu trinken, ist eine einfache, aber äußerst wirksame Möglichkeit, die Gesundheit deines Darms zu fördern und gleichzeitig deinen gesamten Körper zu unterstützen. Lass uns diese gesunde Gewohnheit weiter vertiefen und dir einige zusätzliche Informationen und Tipps geben, um die volle Wirkung des Zitronenwassers zu entfalten.

Warum morgens?

Das Trinken von Zitronenwasser am Morgen hat einen guten Grund. Nach einer Nacht des Fastens benötigt dein

Körper Flüssigkeit, um seine Systeme in Gang zu bringen. Das lauwarme Zitronenwasser wirkt dabei wie ein sanfter Weckruf. Es stimuliert nicht nur die Verdauungssäfte, sondern versorgt deinen Organismus auch mit wertvollen Vitaminen und Mineralien, die in Zitronen enthalten sind.

Zubereitung und Variation

Die Zubereitung ist denkbar einfach. Verwende frisches Wasser, das lauwarm ist, aber nicht zu heiß. Eiskaltes Wasser sollte vermieden werden, da es die Verdauung verlangsamen kann. Die Verwendung von frischen, vorzugsweise biologisch angebauten Zitronen ist entscheidend, da dies die Qualität und Reinheit deines Getränks sicherstellt. Du kannst auch experimentieren, indem du frisch geriebenen Ingwer oder eine Prise Cayennepfeffer hinzufügst, um den Geschmack und die gesundheitlichen Vorteile zu variieren.

Die vielfältigen Vorteile von Zitronenwasser

Nun, da du weißt, wie du dein Zitronenwasser zubereiten kannst, schauen wir uns an, wie es dir genau helfen kann:

- **Verdauungsförderung:** Der lauwarme Zitronensaft regt die Verdauung an und hilft, unerwünschte Stoffe und Giftstoffe aus dem Körper zu spülen. Er unterstützt die Produktion von Gallenflüssigkeit in der Leber, die für die Verdauung notwendig ist.
- **Entgiftung:** Zitronensaft hilft dabei, Giftstoffe schneller auszuscheiden, da er als Diuretikum wirkt und die Harnwege gesund hält.
- **Immunsystem-Boost:** Aufgrund seines hohen Vitamin-C-Gehalts stärkt Zitronensaft dein Immunsystem, hilft gegen Erkältungen und wirkt entzündungshemmend.
- **pH-Ausgleich:** Obwohl Zitronen sauer erscheinen, haben sie einen basischen Effekt im Körper und helfen, den pH-Wert auszugleichen. Ein saurer pH-Wert kann Krankheiten begünstigen, daher ist ein ausgeglichener pH-Wert wichtig.
- **Heilungsförderung:** Das in Zitronen enthaltene Vitamin C unterstützt die Wundheilung und die Gesundheit von Knochen, Bindegewebe und Knorpel.
- **Hydratation des Lymphsystems:** Warmes Zitronenwasser hilft, verlorene Flüssigkeiten im Lymphsystem zu ersetzen und unterstützt so das Immunsystem.
- **Gewichtsabnahme:** Die Pektin-Fasern in Zitronen kön-

nen Heißhunger reduzieren, und Studien zeigen, dass Menschen mit einer alkalischen Ernährung oft schneller abnehmen.

Eine einfache Gewohnheit mit großer Wirkung

Es ist erstaunlich, wie eine so einfache Gewohnheit wie das Trinken von Zitronenwasser am Morgen einen so positiven Einfluss auf deine Gesundheit haben kann. Dein Darm und dein gesamter Körper werden es dir danken. Mach diesen gesunden Start in den Tag zu einem festen Bestandteil deiner täglichen Routine und erlebe, wie du dich vitaler und gesünder fühlst.

Probiotische Ergänzungen: Unterstütze deinen Darm mit guten Bakterien

Probiotische Ergänzungen sind in den letzten Jahren immer beliebter geworden, und das aus gutem Grund. Sie bieten eine einfache und effektive Möglichkeit, die Gesundheit deines Darms zu unterstützen und das Gleichgewicht der Darmflora zu fördern. Hier erfährst du mehr darüber, wie probiotische Ergänzungen deinem Darm zugutekommen können.

Was sind Probiotika?

Probiotika sind lebende Mikroorganismen, hauptsächlich Bakterien und in einigen Fällen auch Hefen, die in der Lage sind, im Darmtrakt zu überleben und eine positive Wirkung auf die Gesundheit zu haben. Diese "guten" Bakterien sind ein natürlicher Bestandteil der Darmflora und spielen eine entscheidende Rolle bei der Verdauung und der Aufnahme von Nährstoffen.

Wie wirken probiotische Ergänzungen?

Probiotika wirken, indem sie das Gleichgewicht der Darmflora unterstützen. Wenn dieses Gleichgewicht gestört ist, beispielsweise durch Antibiotikaeinnahme, stressige Lebenssituationen oder unausgewogene Ernährung, können "schlechte" Bakterien überhandnehmen und Verdauungsprobleme sowie andere gesundheitliche Beschwerden verursachen. Probiotische Ergänzungen helfen dabei, die Anzahl der guten Bakterien im Darm zu erhöhen, was zu einer besseren Darmgesundheit führt.

Die Vorteile von probiotischen Ergänzungen:

- **Verbesserte Verdauung:** Probiotika unterstützen die Verdauung, indem sie die Aufspaltung von Nahrungsmitteln und die Absorption von Nährstoffen fördern. Dies kann dazu beitragen, Verdauungsstörungen wie Blähungen, Durchfall und Verstopfung zu reduzieren.
- **Stärkung des Immunsystems:** Ein großer Teil unseres Immunsystems befindet sich im Darm. Probiotika helfen, die Immunfunktion zu stärken, indem sie Entzündungen reduzieren und das Immunsystem gegen schädliche Mikroorganismen stärken.
- **Möglicher Schutz vor allergischen Reaktionen:** Einige Studien legen nahe, dass die Einnahme von Probiotika während der Schwangerschaft und in den ersten Lebensmonaten eines Kindes das Risiko von allergischen Reaktionen reduzieren kann.
- **Besserer Umgang mit Stress:** Es gibt Hinweise darauf, dass Probiotika dazu beitragen können, die Auswirkungen von Stress auf den Darm zu reduzieren. Ein ausgeglichener Darm kann auch das allgemeine Wohlbefinden fördern.
- **Hilfe bei der Gewichtsabnahme:** Einige Forschungsarbeiten deuten darauf hin, dass Probiotika bei der Gewichtsabnahme und der Regulierung des Appetits helfen können.

Wie wählt man die richtigen probiotischen Ergänzungen?

Es gibt viele verschiedene probiotische Ergänzungen auf dem Markt, daher kann es schwierig sein, die richtige Wahl zu treffen. Es ist ratsam, mit einem Arzt oder Ernährungsberater zu sprechen, um die besten Probiotika für deine individuellen Bedürfnisse zu finden. Achte auf Produkte mit lebenden Kulturen und verschiedenen Stämmen von probiotischen Bakterien, um die Vielfalt in deiner

Darmflora zu fördern.

Insgesamt können probiotische Ergänzungen eine wertvolle Ergänzung deiner Ernährung sein, um die Gesundheit deines Darms zu fördern und dein allgemeines Wohlbefinden zu steigern. Probiere sie aus und beobachte, wie sich dein Darm und deine Verdauung verbessern können.

Präbiotische und probiotische Vollwertkost: Die Darmfreunde für eine gesunde Verdauung

Ein gesunder Darm ist der Schlüssel zu einem gesunden Körper und Wohlbefinden. Neben probiotischen Ergänzungen gibt es auch Lebensmittel, die natürliche Verbündete für deinen Darm sind. Präbiotische Vollwertkost und probiotische Vollwertkost sind zwei wichtige Säulen für die Förderung einer ausgewogenen Darmflora und einer optimalen Verdauung. Hier erfährst du, wie diese Lebensmittel deinem Darm zugutekommen können.

Präbiotische Vollwertkost: Gut für die guten Bakterien

Präbiotika sind nicht verdauliche Ballaststoffe, die in bestimmten Lebensmitteln vorkommen. Sie dienen als Nahrung für die guten Bakterien in deinem Darm und fördern so ihr Wachstum und ihre Aktivität. Zu den Lebensmitteln, die reich an Präbiotika sind, gehören:

- **Zwiebeln und Knoblauch:** Diese Gewürze sind nicht nur lecker, sondern auch hervorragende Quellen für Präbiotika. Sie können in vielen Rezepten verwendet werden, um den Geschmack zu verbessern und die Darmgesundheit zu unterstützen.
- **Gemüse:** Verschiedene Gemüsesorten wie Artischocken, Spargel, Chicorée und Lauch sind reich an Präbiotika. Sie können roh in Salaten oder in warmen Gerichten zubereitet werden.
- **Bananen:** Diese Frucht ist nicht nur eine ausgezeichnete Quelle für Ballaststoffe, sondern auch für Präbiotika. Sie sind eine einfache Snackoption, die deinem Darm gut tut.

Indem du diese präbiotischen Lebensmittel in deine Ernährung integrierst, schaffst du ein optimales Umfeld für das Wachstum und die Aktivität der guten Bakterien in deinem Darm. Dies trägt zur Aufrechterhaltung einer ausgewogenen Darmflora bei, was wiederum deine Verdauung und deine allgemeine Gesundheit unterstützt.

Probiotische Vollwertkost: Gute Bakterien zum Anbeißen

Probiotische Lebensmittel enthalten lebende Mikroorganismen, die positive Auswirkungen auf deine Darmgesundheit haben. Diese Lebensmittel sind eine natürliche Quelle für "gute" Bakterien und umfassen:

- **Sauerkraut:** Fermentierter Kohl, der eine Fülle von probiotischen Bakterien enthält. Sauerkraut ist vielseitig in der Küche einsetzbar.
- **Kimchi:** Eine koreanische Beilage aus fermentiertem Gemüse, meistens Chinakohl und Gewürzen. Kimchi ist nicht nur lecker, sondern auch ein hervorragendes probiotisches Lebensmittel.
- **Kefir:** Ein probiotisches Milchprodukt, das ähnlich wie Joghurt schmeckt. Kefir enthält verschiedene probiotische Stämme und kann leicht in Smoothies oder Müsli integriert werden.

Indem du probiotische Lebensmittel wie Sauerkraut, Kimchi und Kefir in deine Ernährung aufnimmst, fügst du aktiv gute Bakterien zu deinem Darm hinzu. Diese Mikroorganismen können die Verdauung verbessern, das Immunsystem stärken und Entzündungen reduzieren.

Die Kombination von präbiotischer Vollwertkost und probiotischer Vollwertkost ist ein starkes Duo für die Förderung einer gesunden Darmflora. Wenn du diese beiden Säulen in deine Ernährung integrierst, schaffst du die besten Voraussetzungen für einen ausgeglichenen und glücklichen Darm. Und ein glücklicher Darm bedeutet oft ein glücklicheres Leben.

Trinke nicht während der Mahlzeiten: Die Bedeutung des richtigen Zeitpunkts für Flüssigkeitszufuhr

Wasser ist lebenswichtig für unseren Körper und spielt eine entscheidende Rolle in vielen physiologischen Prozessen, einschließlich der Verdauung. Dennoch ist es wichtig, den Zeitpunkt und die Menge der Flüssigkeitszufuhr während der Mahlzeiten sorgfältig zu wählen, um die Verdauung nicht zu beeinträchtigen.

Warum sollte man während der Mahlzeiten nicht trinken?

Wenn du während einer Mahlzeit große Mengen Flüssigkeit, insbesondere kalorienfreie Getränke wie Wasser, trinkst, kann dies die Magensäure verdünnen. Magensäure ist entscheidend für die Zersetzung von Nahrungsmitteln und die Aufnahme von Nährstoffen. Eine Verdünnung der Magensäure kann die Effizienz der Verdauung beeinträchtigen und zu Problemen wie Sodbrennen, Aufstoßen und Blähungen führen.

Die richtige Zeit für Flüssigkeitszufuhr

Idealerweise solltest du etwa 20 Minuten vor oder nach einer Mahlzeit Flüssigkeit trinken. Dies gibt deinem Magen genügend Zeit, sich auf die Verdauung vorzubereiten oder bereits verdautes Essen weiter durch den Verdauungstrakt zu bewegen. Wenn du vor dem Essen trinkst, hilft dies auch, ein Sättigungsgefühl zu erzeugen, das dazu beitragen kann, Überessen zu verhindern.

Was ist die beste Flüssigkeitswahl?

Wenn du vor oder nach den Mahlzeiten Flüssigkeit zu dir nimmst, ist Wasser die beste Wahl. Es hat keine Kalorien, enthält keine Zucker oder künstlichen Zusatzstoffe und unterstützt die Hydratation des Körpers effektiv. Vermeide es, zuckerhaltige Limonaden oder alkoholische Getränke während der Mahlzeiten zu trinken, da diese zusätzliche

Kalorien liefern können, ohne einen Nährwert zu bieten.

Trinke bewusst und genieße Mahlzeiten

Das Bewusstsein für den Zeitpunkt und die Menge der Flüssigkeitszufuhr während der Mahlzeiten kann dazu beitragen, deine Verdauung zu optimieren und unangenehme Verdauungsprobleme zu vermeiden.

Indem du auf deine Flüssigkeitszufuhr achtest und sie entsprechend anpasst, kannst du sicherstellen, dass deine Mahlzeiten angenehm und verträglich sind. Dein Darm wird es dir danken, wenn er effizient arbeiten kann, um die Nährstoffe aus deiner Nahrung aufzunehmen und deine Gesundheit zu fördern.

Langsames Essen in entspannter Umgebung: Deine Verdauung profitiert davon

Es ist leicht, in unserem hektischen Alltag Mahlzeiten nebenbei zu verzehren oder sie während stressiger Momente einzunehmen. Dabei wird oft übersehen, wie wichtig es ist, in Ruhe und langsam zu essen, um die Verdauung zu unterstützen und das Wohlbefinden zu fördern.

Warum ist langsames Essen wichtig?

Wenn du deine Mahlzeiten in Eile hinunterstürzt oder in einer stressigen Umgebung isst, kann dies negative Auswirkungen auf deine Verdauung haben. Der Verdauungsprozess beginnt bereits im Mund, wo Speichel Enzyme enthält, die bei der Zerkleinerung und Aufspaltung von Nahrungsmitteln helfen. Wenn du zu schnell isst oder gestresst bist, neigst du dazu, dein Essen weniger gründlich zu kauen, was die Arbeit deines Magens erschwert.

Die Vorteile langsamen Essens

- **Effiziente Verdauung:** Durch gründliches Kauen wird die Nahrung besser zerkleinert, was die Verdauungsenzyme unterstützt und es dem Magen leichter macht, die Nahrung zu verarbeiten.

- **Bessere Nährstoffaufnahme:** Wenn du deine Mahlzeiten langsam genießt, hat dein Körper mehr Zeit, Nährstoffe aus der Nahrung aufzunehmen und zu absorbieren.
- **Sättigungsgefühl:** Langsames Essen ermöglicht es deinem Körper, das Sättigungsgefühl besser zu erkennen. Das kann dazu beitragen, Überessen und ungesunde Essgewohnheiten zu verhindern.
- **Stressabbau:** Das bewusste, langsame Essen in einer entspannten Umgebung kann Stress reduzieren und ein Gefühl des Wohlbefindens fördern.

Tipps für langsames Essen

- **Nimm dir Zeit:** Plane ausreichend Zeit für deine Mahlzeiten ein, damit du sie in Ruhe genießen kannst, ohne Eile.
- **Bewusstsein schaffen:** Konzentriere dich auf dein Essen und sei präsent. Vermeide Ablenkungen wie Fernsehen oder das Lesen von Nachrichten.
- **Gründliches Kauen:** Kau dein Essen gründlich und genieße die Geschmacksnuancen der Speisen.
- **Atmen:** Mache bewusste Atemübungen vor und während des Essens, um Stress abzubauen und deine Entspannung zu fördern.
- **Ruhige Umgebung:** Versuche, deine Mahlzeiten an einem ruhigen Ort einzunehmen, an dem du dich wohl fühlst.

Langsames Essen in einer entspannten Umgebung ist ein einfacher, aber wichtiger Schritt, um deine Verdauung zu unterstützen und deine allgemeine Gesundheit zu fördern. Indem du deine Mahlzeiten bewusster und genussvoller gestaltest, kannst du nicht nur die Nährstoffaufnahme optimieren, sondern auch Stress abbauen und dich insgesamt besser fühlen. Dein Darm wird es dir danken, wenn du ihm die Zeit gibst, deine Nahrung ordnungsgemäß zu verarbeiten.

Aloe Vera Saft am Morgen: Beruhigung für deinen Darm und Förderung der Heilung

Die Aloe Vera Pflanze ist seit Jahrhunderten für ihre heilenden Eigenschaften bekannt und wird oft in der Naturheilkunde eingesetzt. Einer der besten Zeiten, um von den Vorzügen des Aloe Vera Safts zu profitieren, ist am Morgen, gleich nach dem Aufstehen. Hier ist, wie diese einfache Gewohnheit deinem Darm und deiner Gesundheit zugutekommt.

Warum Aloe Vera Saft am Morgen trinken?

Beruhigung für den Darm: Aloe Vera Saft hat entzündungshemmende und beruhigende Eigenschaften, die deinem Darm guttun können. Insbesondere Menschen mit empfindlichen oder gereizten Verdauungssystemen können von dieser beruhigenden Wirkung profitieren.

- **Förderung der Heilung:** Aloe Vera ist dafür bekannt, die Wundheilung zu unterstützen. Wenn dein Verdauungstrakt gereizt ist oder du an Magen-Darm-Problemen leidest, kann Aloe Vera Saft dazu beitragen, die Heilung zu beschleunigen.
- **Entgiftung:** Aloe Vera hat milde abführende Eigenschaften, die bei der Entgiftung des Körpers helfen können. Es fördert die Ausscheidung von Toxinen und unerwünschten Stoffen aus dem Darm.
- **Nährstoffe:** Aloe Vera enthält eine Vielzahl von Nährstoffen, darunter Vitamine, Mineralien und Aminosäuren, die zur allgemeinen Gesundheit beitragen können.

So trinkst du Aloe Vera Saft am besten

- **Reiner Saft:** Suche nach reinem Aloe Vera Saft in deinem örtlichen Reformhaus oder Supermarkt. Stelle sicher, dass es sich um einen Saft handelt, der für den Verzehr geeignet ist.
- **Morgens auf nüchternen Magen:** Trinke den Aloe Vera Saft am besten gleich nach dem Aufstehen, auf nüchternen Magen. Dadurch kann er seine beruhigende und heilende Wirkung am effektivsten entfalten.
- **Beginne mit kleinen Mengen:** Wenn du zum ersten Mal Aloe Vera Saft trinkst, starte mit kleinen Mengen, um zu sehen, wie dein Körper darauf reagiert. Ein kleines Glas (ca. 60-120 ml) ist eine gute Ausgangsmenge.
- **Geschmack:** Aloe Vera Saft hat einen besonderen Geschmack, der für manche gewöhnungsbedürftig sein kann. Du kannst ihn mit einem Spritzer Zitronensaft oder einer Prise Honig aufpeppen, wenn du möchtest.

Verzicht auf glutenhaltige Lebensmittel: Die Entdeckung von Darmwohlbehagen

Ein weiterer Tipp, um deinen Darm glücklich und gesund

zu halten, ist der Verzicht auf glutenhaltige Lebensmittel. Gluten ist ein Protein, das in vielen Getreidesorten, wie Weizen, Gerste und Roggen, vorkommt. Einige Menschen vertragen Gluten nicht gut, und ihr Darm kann auf glutenfreie Alternativen besser reagieren.

Warum auf Gluten verzichten?

- **Glutenintoleranz:** Menschen mit Zöliakie oder Glutenunverträglichkeit leiden unter negativen Reaktionen auf Gluten. Dies kann zu Verdauungsproblemen, Bauchschmerzen, Blähungen und anderen Beschwerden führen. Der Verzicht auf glutenhaltige Lebensmittel ist in diesen Fällen essenziell.
- **Empfindlicher Darm:** Selbst wenn du keine diagnostizierte Glutenunverträglichkeit hast, kann dein Darm empfindlich auf Gluten reagieren. Der Verzicht auf Gluten kann dazu beitragen, Magen-Darm-Beschwerden zu reduzieren und das allgemeine Wohlbefinden zu steigern.
- **Vielfalt in der Ernährung:** Der Verzicht auf glutenhaltige Lebensmittel eröffnet dir die Möglichkeit, neue, gesunde Alternativen zu entdecken, wie glutenfreie Getreidesorten (Reis, Quinoa, Hirse) und glutenfreie Produkte.

Glutenfreie Alternativen

Wenn du glutenhaltige Lebensmittel aus deiner Ernährung streichst, stehen dir viele glutenfreie Optionen zur Verfügung. Dazu gehören glutenfreie Getreidesorten, Reismehl, Mandelmehl und glutenfreie Backwaren, die in den meisten Lebensmittelgeschäften erhältlich sind.

Bevor du dich jedoch entscheidest, glutenfrei zu essen, ist es ratsam, mit einem Arzt oder Ernährungsspezialisten zu sprechen, um sicherzustellen, dass es die richtige Wahl für deine individuellen Bedürfnisse ist.

Der Genuss von Aloe Vera Saft am Morgen und der Verzicht auf glutenhaltige Lebensmittel sind zwei weitere Schritte auf dem Weg zu einem gesunden und glücklichen Darm. Diese Maßnahmen können dazu beitragen, deinen Verdauungstrakt zu beruhigen, die Heilung zu fördern und mögliche Darmprobleme zu minimieren. Es ist wichtig, auf deinen Körper zu hören und herauszufinden, welche Ernährung am besten zu deinen individuellen Bedürfnissen passt.

Starte mit Rohkost bei jeder Mahlzeit: Aktiviere deine Verdauungsenzyme

Wenn es darum geht, deinen Darm glücklich und gesund zu halten, spielt die Ernährung eine entscheidende Rolle. Ein effektiver Tipp, um deine Verdauung zu unterstützen und deinem Darm etwas Gutes zu tun, ist der regelmäßige Genuss von Rohkost, insbesondere in Form von frischem Salat oder rohem Gemüse.

Warum Rohkost am Anfang der Mahlzeit?

- **Aktivierung der Verdauungsenzyme:** Rohes Gemüse und Salat sind reich an natürlichen Enzymen, die die Verdauung unterstützen. Wenn du deine Mahlzeit mit Rohkost beginnst, aktivierst du diese Enzyme und hilfst deinem Körper, Nahrung effizienter abzubauen.
- **Ballaststoffe:** Rohes Gemüse und Salat sind auch hervorragende Ballaststoffquellen. Ballaststoffe fördern die Darmgesundheit, regulieren die Verdauung und helfen, einen gesunden Stuhlgang aufrechtzuerhalten.
- **Nährstoffe:** Rohkost ist voller wichtiger Nährstoffe wie Vitamine, Mineralien und Antioxidantien. Diese Nährstoffe sind essentiell für die allgemeine Gesundheit und können dazu beitragen, Entzündungen zu reduzieren und dein Immunsystem zu stärken.

Wie integrierst du Rohkost in deine Mahlzeiten?

- **Vorspeise:** Beginne deine Mahlzeit mit einer frischen Gemüsesuppe, einem gemischten Salat oder Rohkost-Sticks mit einem leckeren Dip. Diese Optionen können deine Geschmacksknospen stimulieren und deine Verdauung auf das vorbereiten, was noch kommt.
- **Beilage:** Verwende Rohkost als Beilage zu deinen Hauptmahlzeiten. Ein bunter Salat oder frisches Gemüse mit Hummus sind großartige Begleiter für Proteinquellen wie Hühnchen, Fisch oder Tofu.
- **Snack:** Wenn du zwischendurch hungrig bist, greife zu einem gesunden Rohkost-Snack wie Karottenstiften, Sellerie oder Paprika. Diese Snacks sind nicht nur lecker, sondern auch kalorienarm und nährstoffreich.
- **Smoothies:** Ein grüner Smoothie mit frischem Blattgemüse, Obst und etwas Wasser oder Saft ist eine großartige

Möglichkeit, Rohkost in deine Ernährung zu integrieren und gleichzeitig von den gesundheitlichen Vorteilen zu profitieren.

Zusätzliche Tipps

- **Vielfalt ist der Schlüssel:** Probiere verschiedene Arten von Rohkost aus, um eine Vielfalt an Nährstoffen aufzunehmen. Verschiedenfarbiges Gemüse und Salatsorten bieten unterschiedliche Nährstoffe und Aromen.
- **Gründlich waschen:** Stelle sicher, dass du Rohkost gründlich wäschst, um eventuelle Rückstände von Schmutz oder Pestiziden zu entfernen.
- **Langsam kauen:** Wenn du Rohkost isst, ist es besonders wichtig, gründlich zu kauen. Dies unterstützt die Verdauung und ermöglicht deinem Körper, die Nährstoffe effizienter aufzunehmen.

Durch den regelmäßigen Verzehr von Rohkost als Teil deiner Mahlzeiten kannst du nicht nur deinen Darm, sondern deinen gesamten Körper dabei unterstützen, Nährstoffe optimal zu verwerten und die Verdauung zu fördern. Diese einfache Gewohnheit kann einen positiven Einfluss auf deine Gesundheit haben und deinen Darm glücklich und gesund halten.

Gründliches Kauen: Der Schlüssel zur effizienten Verdauung

Eine oft unterschätzte, aber äußerst wichtige Gewohnheit für einen gesunden Darm und eine effiziente Verdauung ist das gründliche Kauen deiner Nahrung. Dieser scheinbar einfache Schritt kann einen erheblichen Einfluss auf deine gesamte Gesundheit haben.

Warum ist gründliches Kauen so wichtig?

- **Effiziente Verdauung:** Das Zerkleinern von Lebensmitteln in kleinere Stücke ist der erste Schritt in der Verdauung. Je mehr du deine Nahrung kauen kannst, desto leichter wird es für deinen Magen und dein Verdauungssystem, die Nährstoffe aus der Nahrung aufzunehmen.
- **Aufschlüsselung der Nährstoffe:** Durch das gründliche Kauen wird die Oberfläche der Nahrung vergrößert, was es

den Verdauungsenzymen erleichtert, die Nährstoffe zu extrahieren. Dies führt dazu, dass die Nährstoffe effizienter aufgenommen werden und dein Körper besser von ihnen profitiert.
- **Vermeidung von Verdauungsproblemen:** Wenn du Nahrung zu schnell hinunterschlingst, kann dies zu Verdauungsproblemen wie Blähungen, Magenkrämpfen und Sodbrennen führen. Das gründliche Kauen hilft, diese Beschwerden zu minimieren.
- **Sättigungsgefühl:** Das Kauen deiner Nahrung gibt deinem Körper Zeit, das Sättigungssignal an dein Gehirn zu senden. Dies kann dazu beitragen, dass du nicht zu viel isst und dein Gewicht besser kontrollierst.

Wie kaut man richtig?

- **Nimm dir Zeit:** Genieße deine Mahlzeiten in Ruhe und lasse dir Zeit zum Kauen. Vermeide es, in Eile zu essen oder während du abgelenkt bist, z. B. durch Fernsehen oder Arbeiten.
- **Konzentriere dich auf das Essen:** Während du isst, konzentriere dich auf den Geschmack, die Textur und den Geruch der Nahrung. Dies hilft dir, bewusster zu essen und die Mahlzeit zu genießen.
- **Kleine Bissen:** Nimm kleine Bissen, um das gründliche Kauen zu erleichtern. Lege deine Gabel oder deinen Löffel zwischen den Bissen beiseite, um sicherzustellen, dass du nicht zu schnell isst.
- **Zähne und Zunge nutzen:** Verwende sowohl deine Zähne als auch deine Zunge, um die Nahrung zu zerkleinern. Dies ermöglicht eine gründlichere Aufschlüsselung der Nahrung.
- **Atme:** Vergiss nicht zu atmen! Atme regelmäßig durch die Nase, während du kaust, um eine angenehme Essenszeit zu gewährleisten.

Die Vorteile des gründlichen Kauens gehen weit über die Verdauung hinaus. Es kann dazu beitragen, das allgemeine Wohlbefinden zu steigern, die Nährstoffaufnahme zu verbessern und Verdauungsprobleme zu minimieren. Durch das bewusste und gründliche Kauen deiner Nahrung trägst du dazu bei, deinen Darm gesund zu erhalten und deine allgemeine Gesundheit zu unterstützen.

Liebe Sprossen: Sprossen sind reich an Enzy-

men und eignen sich perfekt für frische Salate.

Sprossen sind kleine, zarte Keimpflanzen, die aus Samen und Hülsenfrüchten sprießen, bevor sie zu vollwertigen Pflanzen heranwachsen. Diese winzigen Kraftpakete sind nicht nur köstlich, sondern auch äußerst nährstoffreich und haben positive Auswirkungen auf deine Darmgesundheit.

Eine der bemerkenswertesten Eigenschaften von Sprossen ist ihre hohe Enzymaktivität. Enzyme sind Proteine, die biochemische Reaktionen im Körper erleichtern, einschließlich der Verdauung. Indem du Sprossen zu deinen Salaten hinzufügst, fügst du deiner Mahlzeit lebendige Enzyme hinzu, die dazu beitragen können, die Verdauung deiner Nahrung zu verbessern. Dies kann dazu beitragen, dass Nährstoffe effizienter aufgenommen werden.

Darüber hinaus sind Sprossen reich an essentiellen Nährstoffen wie Vitaminen, Mineralien, Antioxidantien und Ballaststoffen. Sie sind eine großartige Quelle für Vitamin C, Vitamin K, Folsäure, Eisen und Kalium. Diese Nährstoffe tragen nicht nur zur allgemeinen Gesundheit bei, sondern unterstützen auch die Darmfunktion.

Wenn du Sprossen in deine Salate einfügst, fügst du eine Vielzahl von Geschmacksrichtungen und Texturen hinzu, die deine Mahlzeit aufwerten. Verschiedene Sprossensorten wie Rettichsprossen, Alfalfasprossen oder Brokkolisprossen bringen jeweils ihren eigenen Geschmack und ihre eigenen gesundheitlichen Vorteile mit sich. Dies macht Salate nicht nur gesünder, sondern auch interessanter und abwechslungsreicher.

Schließlich sind Sprossen leicht in der eigenen Küche anzubauen, was sie zu einer kostengünstigen und bequemen Ergänzung deiner Ernährung macht. Du kannst sie das ganze Jahr über ziehen und frische, lebendige Nahrungsmittel direkt auf deinem Teller genießen.

Zusammengefasst, Sprossen sind kleine, aber mächtige Nahrungsmittel, die deine Darmgesundheit fördern können. Füge sie regelmäßig zu deinen Salaten und anderen Gerichten hinzu, um von ihren gesundheitlichen Vorteilen zu profitieren und deine Ernährung zu bereichern. Dein Darm wird es dir mit Wohlbefinden danken!
Vermeide Antibiotika, wenn möglich: Antibiotika können das Gleichgewicht der Darmbakterien stören. Sprich mit deinem Arzt, bevor du Antibiotika nimmst.

Obst auf nüchternen Magen: Eine erfrischende Gewohnheit für eine gesunde Verdauung

Hast du dich jemals gefragt, warum Obst oft als ideales Frühstück oder Snack empfohlen wird? Eine der Schlüsselkomponenten hierbei ist die Tatsache, dass Obst am besten auf nüchternen Magen gegessen wird, da es eine Reihe von Vorteilen für deine Verdauung und allgemeine Gesundheit bietet.

Wenn du frisches Obst auf nüchternen Magen isst, kann es seine Magen passieren, bevor andere schwerere Lebensmittel, wie Proteine oder stärkehaltige Kohlenhydrate, verarbeitet werden müssen. Da Obst hauptsächlich aus Wasser und natürlichen Zuckerarten besteht, wird es schnell verdaut und in den Darm weitergeleitet. Dies kann zu einem Gefühl der Leichtigkeit nach dem Essen führen und verhindert oft das unangenehme Völlegefühl, das auftreten kann, wenn Obst mit anderen Lebensmitteln kombiniert wird.

Ein weiterer Vorteil des Verzehrs von Obst auf nüchternen Magen ist, dass es die Verdauung anregt. Obst enthält Ballaststoffe, insbesondere lösliche Ballaststoffe, die dazu beitragen können, den Stuhlgang zu regulieren und Verstopfung vorzubeugen. Darüber hinaus sind viele Früchte, wie Äpfel, Birnen und Beeren, reich an natürlichen Verdauungsenzymen, die die Zersetzung von Nahrung im Magen unterstützen und die Aufnahme von Nährstoffen verbessern.

Einige Früchte, wie Zitrusfrüchte (Orangen, Grapefruits und Zitronen), enthalten auch eine beträchtliche Menge an Vitamin C. Dieses Vitamin ist nicht nur gut für dein Immunsystem, sondern trägt auch dazu bei, die Eisenabsorption zu steigern, was für die Bildung von Hämoglobin und den Sauerstofftransport im Körper entscheidend ist.

Ein beliebter Tipp ist es, den Tag mit einer Portion frischer Zitrusfrüchte oder Beeren zu beginnen. Dies kann nicht nur deine Verdauung in Schwung bringen, sondern auch deinen Körper mit wertvollen Vitaminen und Antioxidantien versorgen.

Denke jedoch daran, dass trotz der vielen Vorteile des Obstverzehrs auf nüchternen Magen eine ausgewogene Ernährung entscheidend ist. Obst sollte ein Teil deiner Mahlzeiten sein, aber du solltest auch andere Lebensmittelgruppen wie Proteine, gesunde Fette und Vollkornprodukte in deine Ernährung integrieren, um sicherzustellen, dass du alle notwendigen Nährstoffe erhältst.

Insgesamt ist das Essen von Obst auf nüchternen Magen eine erfrischende Gewohnheit, die deine Verdauung fördern und dir einen gesunden Start in den Tag ermöglichen kann. Probier es aus und beobachte, wie sich diese einfache Praxis auf dein Wohlbefinden auswirkt. Dein Darm und dein Körper werden es zu schätzen wissen!

Kamillentee: Die beruhigende Wahl für einen gesunden Darm

Kamillentee ist nicht nur ein angenehmer Genuss, sondern auch ein hervorragendes Getränk, um die Gesundheit deines Darms zu fördern. Dieses beruhigende Getränk bietet eine Vielzahl von Vorteilen, insbesondere wenn es um die

Verdauung geht.

Die Vorteile von Kamillentee für die Darmgesundheit

- **Beruhigung der Darmwand:** Kamillentee enthält Wirkstoffe, darunter Bisabolol und Kamillenöl, die dazu beitragen können, die Darmwand zu beruhigen. Dies ist besonders nützlich, wenn du unter Magen-Darm-Beschwerden wie Krämpfen oder Reizdarmsyndrom leidest.
- **Verstopfung vorbeugen:** Kamillentee wirkt leicht abführend, was bedeutet, dass er die Darmmuskulatur stimuliert und die Verdauung in Bewegung bringt. Dies kann Verstopfung vorbeugen oder lindern.
- **Entzündungshemmend:** Kamille hat entzündungshemmende Eigenschaften, die bei entzündlichen Darmerkrankungen wie Morbus Crohn oder Colitis ulcerosa hilfreich sein können.
- **Linderung von Magenbeschwerden:** Kamillentee kann bei der Linderung von Magenbeschwerden wie Sodbrennen, Übelkeit und Gasbildung helfen.
- **Stressabbau:** Stress kann sich negativ auf die Darmgesundheit auswirken. Kamillentee hat beruhigende Eigenschaften, die Stress reduzieren können, was sich wiederum positiv auf die Verdauung auswirken kann.

So bereitest du Kamillentee zu

- **Zutaten:** Du benötigst Kamillenblüten, die in den meisten Lebensmittelgeschäften oder online erhältlich sind, und heißes Wasser.
- **Zubereitung:** Übergieße einen Esslöffel Kamillenblüten mit einer Tasse kochendem Wasser.
- **Ziehzeit:** Decke die Tasse ab und lasse den Tee etwa 5-10 Minuten ziehen, je nachdem, wie stark du den Geschmack magst.
- **Genießen:** Du kannst deinen Kamillentee nach Belieben süßen, aber es ist am besten, keinen Zucker hinzuzufügen, um die vollen gesundheitlichen Vorteile zu erhalten.

Hinweis: Wenn du allergisch auf Pflanzen der Korbblütlerfamilie, wie Beifuß oder Ragweed, reagierst, solltest du vorsichtig sein, da du auch allergisch auf Kamille reagieren könntest.

Kamillentee ist ein wohlschmeckendes und gesundes Getränk, das dazu beitragen kann, die Darmgesundheit zu fördern, Magen-Darm-Beschwerden zu lindern und Stress abzubauen. Du kannst ihn als regelmäßiges Getränk genießen oder bei Bedarf, um die Vorteile zu nutzen.

Trinke gefiltertes Wasser für eine gesunde Darmgesundheit

Wasser ist der Schlüssel zu einem gesunden Leben, insbesondere wenn es um die Gesundheit deines Darms geht. Die Wahl von gefiltertem Wasser kann einen entscheidenden Unterschied für dein Wohlbefinden und deine Darmgesundheit ausmachen.

Warum ist gefiltertes Wasser so wichtig für deinen Darm?

- **Entfernung von Verunreinigungen:** Leitungswasser kann Verunreinigungen wie Schwermetalle, Chlor und andere Chemikalien enthalten. Diese Stoffe können nicht nur deinen Geschmack beeinträchtigen, sondern auch die Darmgesundheit negativ beeinflussen. Ein effektiver Wasserfilter kann diese unerwünschten Verunreinigungen entfernen und sauberes Trinkwasser bereitstellen.
- **Verhinderung von Dehydratation:** Eine ausreichende Flüssigkeitszufuhr ist entscheidend für eine gesunde Verdauung. Wasser hilft, den Stuhl weich zu halten und Verstopfung zu verhindern. Dehydratation kann zu hartem Stuhl und einer verlangsamten Darmbewegung führen, was zu Verdauungsproblemen führt.
- **Förderung der Nährstoffaufnahme:** Wasser spielt eine wichtige Rolle bei der Aufnahme von Nährstoffen aus der Nahrung im Darm. Es unterstützt den Transport von Nährstoffen durch die Darmwand in den Blutkreislauf, wo sie vom Körper genutzt werden können.
- **Befeuchtung des Darms:** Wasser trägt zur Befeuchtung der Darmwand bei, was die Bewegung des Stuhls erleichtert und Irritationen verhindert.

So kannst du sicherstellen, dass du ausreichend gefiltertes Wasser trinkst

- **Verwende einen Wasserfilter:** Investiere in einen hochwertigen Wasserfilter, um sicherzustellen, dass du sauberes und schadstofffreies Wasser trinkst. Es gibt verschiedene Arten von Filtern, darunter Aktivkohlefilter, Umkehrosmosefilter und Ionenaustauschfilter. Wähle den Filter, der am besten zu deinen Bedürfnissen und deinem Budget

passt.
- **Trinke regelmäßig:** Setze dir das Ziel, über den Tag verteilt ausreichend Wasser zu trinken. Die empfohlene Menge variiert von Person zu Person, aber etwa 8 Gläser (ca. 2 Liter) Wasser pro Tag sind ein guter Ausgangspunkt. Du kannst auch auf deinen Durst achten und trinken, wenn du durstig bist.
- **Mache es zur Gewohnheit:** Integriere das Trinken von Wasser in deine tägliche Routine. Trinke zum Beispiel ein Glas Wasser, sobald du aufwachst, und trage eine wiederverwendbare Wasserflasche bei dir, damit du auch unterwegs hydratisiert bleibst.

Die Bedeutung von gefiltertem Wasser für die Darmgesundheit kann nicht unterschätzt werden. Es hilft bei der Entfernung von Verunreinigungen, beugt Dehydratation vor, fördert die Nährstoffaufnahme und trägt zur Befeuchtung des Darms bei. Stelle sicher, dass du regelmäßig sauberes, gefiltertes Wasser trinkst, um die Gesundheit deines Darms zu unterstützen und insgesamt besser zu fühlen.

Ballaststoffe für eine aktive Darmgesundheit

Ballaststoffe sind ein entscheidender Bestandteil einer gesunden Ernährung und spielen eine wesentliche Rolle für die Darmgesundheit. Sie sind nicht nur gut für die Verdauung, sondern haben auch viele weitere gesundheitliche Vorteile.

Warum sind Ballaststoffe so wichtig für deinen Darm?

- **Förderung der Darmaktivität:** Ballaststoffe tragen zur Bewegung des Darms bei, indem sie Volumen und Konsistenz des Stuhls erhöhen. Dies hilft, Verstopfung vorzubeugen und den Stuhlgang zu erleichtern.
- **Entgiftung:** Ballaststoffe können dazu beitragen, Giftstoffe und Abfallprodukte aus dem Darm zu entfernen, indem sie sie binden und aus dem Körper ausscheiden.
- **Hormonregulation:** Einige Ballaststoffe, wie Leinsamen, können überschüssige Hormone im Körper binden und eliminieren. Dies kann insbesondere für Frauen mit hormonellen Ungleichgewichten von Vorteil sein.
- **Blutzuckerregulation:** Ballaststoffe verlangsamen die

Aufnahme von Zucker im Darm, was dazu beiträgt, den Blutzuckerspiegel stabil zu halten. Dies ist besonders wichtig für Menschen mit Diabetes oder zur Vorbeugung von Diabetes.

So kannst du mehr Ballaststoffe in deine Ernährung integrieren

- **Vollkornprodukte:** Wähle Vollkornbrot, Vollkornnudeln und Vollkornreis anstelle von raffinierten Getreideprodukten.
- **Hülsenfrüchte:** Bohnen, Linsen und Erbsen sind hervorragende Quellen für Ballaststoffe. Füge sie zu Suppen, Eintöpfen und Salaten hinzu.
- **Obst und Gemüse:** Iss eine Vielzahl von Obst und Gemüse, insbesondere solche mit essbaren Schalen, um die Ballaststoffzufuhr zu erhöhen. Beispiele sind Äpfel, Birnen, Brokkoli und Karotten.
- **Nüsse und Samen:** Leinsamen, Chiasamen, Mandeln und Walnüsse sind reich an Ballaststoffen und können zu Müsli, Joghurt oder Smoothies hinzugefügt werden.
- **Haferflocken:** Haferflocken sind eine ausgezeichnete Quelle für lösliche Ballaststoffe. Genieße ein warmes Haferflockenfrühstück oder mische Haferflocken in deinen Smoothie.

Denke daran, ausreichend Wasser zu trinken, wenn du deine Ballaststoffzufuhr erhöhst, da Ballaststoffe Wasser absorbieren.

Ballaststoffe sind ein wesentlicher Bestandteil einer gesunden Ernährung und unterstützen die Darmgesundheit auf vielfältige Weise. Sie fördern die Darmaktivität, helfen bei der Entgiftung, regulieren Hormone und stabilisieren den Blutzuckerspiegel. Indem du ballaststoffreiche Lebensmittel wie Vollkornprodukte, Hülsenfrüchte, Obst, Gemüse, Nüsse und Samen in deine Ernährung integrierst, trägst du zur Erhaltung eines gesunden Darms bei und förderst dein allgemeines Wohlbefinden.

Frühes Abendessen für eine gesunde Verdauung

Die Zeit, zu der du deine letzte Mahlzeit des Tages einnimmst, kann einen erheblichen Einfluss auf deine Verdauung und dein allgemeines Wohlbefinden haben. Ein frühes Abendessen, das etwa zwei bis drei Stunden vor dem Schlafengehen eingenommen wird, bietet mehrere Vorteile für deine Verdauung und deine Gesundheit.

Warum ist ein frühes Abendessen wichtig?

- **Optimierung der Verdauung:** Wenn du deinem Körper ausreichend Zeit gibst, die letzte Mahlzeit des Tages zu verdauen, kann dies die Verdauung effektiver gestalten. Ein voller Magen während des Schlafs kann zu Verdauungsbeschwerden und einem unruhigen Schlaf führen.
- **Vermeidung von Sodbrennen:** Das Essen direkt vor dem Schlafengehen kann Sodbrennen und saures Aufstoßen begünstigen, insbesondere wenn du in horizontaler Position liegst. Ein frühes Abendessen ermöglicht es dem Magen, den Inhalt vor dem Schlafengehen weitgehend zu verarbeiten.
- **Gewichtskontrolle:** Studien haben gezeigt, dass Menschen, die später am Abend essen, eher Übergewicht entwickeln. Ein frühes Abendessen kann dazu beitragen, das Risiko von Gewichtszunahme und Fettleibigkeit zu reduzieren.
- **Besserer Schlaf:** Eine leichte Mahlzeit am Abend kann dazu beitragen, einen erholsamen Schlaf zu fördern. Ein voller Magen kann den Schlaf stören und zu Schlafproblemen führen.

Tipps für ein gesundes frühes Abendessen

- **Portion kontrollieren:** Achte darauf, deine Abendmahlzeiten in angemessenen Portionen zu halten, damit du dich nicht überisst.
- **Leichte, gut verdauliche Mahlzeiten:** Wähle leicht verdauliche Lebensmittel wie Gemüse, mageres Eiweiß und Vollkornprodukte für dein Abendessen.
- **Vermeide schwere und fettige Speisen:** Schwer verdauliche Lebensmittel, wie fettige oder sehr würzige Gerichte, sollten vermieden werden, da sie die Verdauung erschweren können.
- **Zeitpunkt:** Plane dein Abendessen etwa zwei bis drei Stunden vor dem Schlafengehen ein, um deinem Körper ausreichend Zeit für die Verdauung zu geben.
- **Snacks vermeiden:** Wenn möglich, vermeide das Essen von Snacks oder großen Mahlzeiten unmittelbar vor dem Schlafengehen.

Ein frühes Abendessen kann dazu beitragen, deine Verdauung zu optimieren, Sodbrennen zu vermeiden, das Gewicht zu kontrollieren und einen besseren Schlaf zu fördern. Beachte diese Tipps und finde heraus, wie ein zeitiges Abendessen deine allgemeine Gesundheit und dein Wohlbefinden positiv beeinflussen kann.

Die Bedeutung einer ausgewogenen Ernährung für die Darmgesundheit

Eine ausgewogene Ernährung spielt eine entscheidende Rolle bei der Aufrechterhaltung einer gesunden Darmfunktion und trägt wesentlich zur allgemeinen Gesundheit bei. Die richtige Kombination von Protein, Kohlenhydraten und gesunden Fetten bietet deinem Körper die notwendigen Nährstoffe, um optimal zu funktionieren.

Warum ist eine ausgewogene Ernährung wichtig für die Darmgesundheit?

- **Nährstoffversorgung:** Eine ausgewogene Ernährung stellt sicher, dass dein Darm ausreichend Nährstoffe erhält, um die Schleimhautzellen zu unterstützen, die die Darmwand auskleiden. Dies ist entscheidend für die Barrierefunktion des Darms und den Schutz vor Schadstoffen.
- **Darmbakterien:** Eine Vielzahl von Ballaststoffen aus Obst, Gemüse und Vollkornprodukten fördert das Wachstum guter Darmbakterien. Diese Bakterien sind wichtig für die Verdauung und die Aufnahme von Nährstoffen.
- **Entzündungshemmung:** Gesunde Fette, insbesondere Omega-3-Fettsäuren aus Fisch, Leinsamen und Walnüssen, haben entzündungshemmende Eigenschaften und können dazu beitragen, Entzündungen im Darm zu reduzieren.
- **Verdauungsförderung:** Die richtige Menge an Ballaststoffen in deiner Ernährung fördert eine regelmäßige Verdauung und hilft, Verstopfung zu verhindern.

Wie gestaltest du eine ausgewogene Ernährung?

- **Protein:** Inkludiere mageres Protein in deine Ernährung, wie Hühnchen, Fisch, mageres Rindfleisch, Tofu oder Hülsenfrüchte. Proteine sind wichtig für den Aufbau und die Reparatur von Geweben im Körper.

- **Kohlenhydrate:** Wähle komplexe Kohlenhydrate wie Vollkornprodukte, Haferflocken, Quinoa und braunen Reis. Diese liefern langanhaltende Energie und Ballaststoffe, die die Verdauung unterstützen.
- **Gesunde Fette:** Integriere gesunde Fette aus Avocado, Nüssen, Samen und Olivenöl in deine Ernährung. Diese Fette sind wichtig für die Aufnahme fettlöslicher Vitamine und haben entzündungshemmende Eigenschaften.
- **Ballaststoffe:** Iss eine Vielzahl von Ballaststoffen aus Obst, Gemüse, Hülsenfrüchten und Vollkornprodukten. Diese fördern die Darmgesundheit und die Vielfalt der Darmbakterien.
- **Vielfalt:** Eine abwechslungsreiche Ernährung gewährleistet, dass du eine breite Palette von Nährstoffen erhältst. Versuche, verschiedene Lebensmittel in deine Mahlzeiten aufzunehmen.
- **Portion Kontrolle:** Achte auf die Portionsgrößen, um übermäßiges Essen zu vermeiden.
- **Hydration:** Trinke ausreichend Wasser, um die Verdauung und die Aufnahme von Nährstoffen zu unterstützen.

Eine ausgewogene Ernährung, die Protein, Kohlenhydrate und gesunde Fette in angemessenen Mengen enthält, ist entscheidend für die Darmgesundheit und die allgemeine Gesundheit. Sie trägt dazu bei, die Darmfunktion zu optimieren, Entzündungen zu reduzieren und deinem Körper die notwendigen Ressourcen zur Verfügung zu stellen, um optimal zu funktionieren.

Bewegung und körperliche Aktivität für einen gesunden Darm

Regelmäßige Bewegung und körperliche Aktivität sind nicht nur gut für deine allgemeine Fitness, sondern spielen auch eine entscheidende Rolle in der Erhaltung einer gesunden Darmfunktion. Hier erfährst du, wie Bewegung deinem Darm zugutekommt und wie du sie in deinen Tagesablauf integrieren kannst.

Warum ist Bewegung wichtig für die Darmgesundheit?

- **Förderung der Durchblutung:** Körperliche Aktivität erhöht die Durchblutung im gesamten Körper, einschließlich

des Darms. Eine bessere Durchblutung bedeutet, dass die Verdauungsorgane mit mehr Sauerstoff und Nährstoffen versorgt werden, was die Verdauungsfunktion verbessert.
- **Beschleunigung der Darmbewegung:** Bewegung regt die Kontraktionen der Darmmuskulatur an, was den Fortschritt von Nahrungsmitteln durch den Verdauungstrakt fördert. Dies kann Verstopfung vorbeugen und die Regelmäßigkeit der Stuhlgänge unterstützen.
- **Stärkung des Immunsystems:** Regelmäßige Bewegung trägt dazu bei, das Immunsystem zu stärken, was insbesondere für die Darmgesundheit wichtig ist. Ein starkes Immunsystem hilft bei der Abwehr von Krankheitserregern und schützt den Darm vor Infektionen.

Wie kannst du Bewegung in deinen Alltag integrieren?

- **Tägliche Spaziergänge:** Ein einfacher Spaziergang von 30 Minuten pro Tag kann Wunder für deine Darmgesundheit bewirken. Du kannst ihn in deinen Tagesablauf integrieren, indem du nach dem Mittagessen eine kurze Runde in deiner Nachbarschaft drehst oder am Abend einen entspannten Spaziergang machst.
- **Radfahren:** Fahrradfahren ist eine großartige Möglichkeit, um sowohl an der frischen Luft zu sein als auch in Bewegung zu bleiben. Nutze dein Fahrrad für kurze Erledigungen oder genieße längere Radtouren an freien Tagen.
- **Yoga und Pilates:** Diese sanften Übungsformen können die Darmfunktion fördern, insbesondere bei Menschen, die aufgrund von Stress an Verdauungsproblemen leiden. Yoga und Pilates helfen dabei, Stress abzubauen und den Körper zu entspannen.
- **Tanzen:** Tanzen ist nicht nur eine unterhaltsame Aktivität, sondern auch eine großartige Möglichkeit, dich zu bewegen. Schalte deine Lieblingsmusik ein und tanze in deinem Wohnzimmer oder schließe dich einem Tanzkurs in deiner Nähe an.
- **Gartenarbeit:** Wenn du einen Garten hast, ist Gartenarbeit eine hervorragende Möglichkeit, in Bewegung zu bleiben und gleichzeitig frische Luft zu genießen. Das Unkrautjäten, Pflanzen und Ernten kann körperlich anstrengend sein.
- **Sportliche Aktivitäten:** Wenn du gerne Sport treibst, spiele regelmäßig Tennis, Basketball, Fußball oder eine andere Sportart, die dir Spaß macht.
- **Treppensteigen:** Nutze die Treppe anstelle des Aufzugs, wann immer es möglich ist. Treppensteigen ist eine einfache Methode, um deine Beinmuskulatur zu stärken und die Durchblutung zu fördern.

Die Integration von Bewegung und körperlicher Aktivität

in deinen Alltag ist eine wertvolle Gewohnheit, die nicht nur deinem Darm zugutekommt, sondern auch viele andere gesundheitliche Vorteile bietet. Denke daran, dass es nicht darum geht, extrem intensives Training zu absolvieren, sondern darum, regelmäßig aktiv zu sein und Freude an der Bewegung zu haben. Dein Darm und dein gesamter Körper werden es dir danken.

Stressmanagement für eine gesunde Darmgesundheit

Es ist kein Geheimnis, dass chronischer Stress sich negativ auf verschiedene Aspekte unserer Gesundheit auswirken kann, und die Darmgesundheit ist keine Ausnahme. Ein überlastetes Nervensystem und anhaltender Stress können Verdauungsprobleme verursachen und zu einem unausgeglichenen Darm führen. Hier erfährst du, wie du Stress bewältigen und deine Darmgesundheit unterstützen kannst.

Warum wirkt sich Stress auf die Darmgesundheit aus?

Der Zusammenhang zwischen Stress und der Darmgesundheit ist komplex. Stress kann sich auf verschiedene Weisen auf den Darm auswirken:

- **Veränderung der Darmbewegungen:** Stress kann die Darmmuskulatur beeinflussen und zu Durchfall oder Verstopfung führen.
- **Veränderung der Darmflora:** Chronischer Stress kann das Gleichgewicht der Darmbakterien stören, was die Verdauung und das Immunsystem beeinträchtigen kann.
- **Entzündung:** Stress kann den Körper in einen entzündlichen Zustand versetzen, der mit vielen Darmproblemen in Verbindung gebracht wird.
- **Reizdarmsyndrom (IBS):** Stress wird oft als Auslöser für das Reizdarmsyndrom angesehen, das zu Bauchschmerzen, Blähungen und veränderten Stuhlgewohnheiten führen kann.
- **Stressmanagement-Techniken zur Unterstützung der Darmgesundheit:**
- **Meditation:** Die regelmäßige Praxis von Meditation hilft

dabei, den Geist zu beruhigen, Stress abzubauen und das Nervensystem auszugleichen.
- **Yoga:** Yoga kombiniert körperliche Bewegung mit Atemübungen und Entspannungstechniken, um Stress abzubauen und die Darmgesundheit zu fördern.
- **Atemübungen:** Gezielte Atemübungen, wie tiefes Bauchatmen, können Stress reduzieren und die Verdauung unterstützen.
- **Progressive Muskelentspannung:** Diese Technik beinhaltet das bewusste Anspannen und Entspannen verschiedener Muskelgruppen und hilft dabei, körperliche Spannungen abzubauen.
- **Hobbys und Entspannung:** Finde Aktivitäten, die dir Freude bereiten und Entspannung bieten, sei es Lesen, Zeichnen, Gartenarbeit oder Musik hören.
- **Soziale Unterstützung:** Teile deine Sorgen und Gedanken mit Freunden oder Familie. Soziale Unterstützung kann einen großen Unterschied bei der Stressbewältigung machen.
- **Gesunde Ernährung:** Eine ausgewogene Ernährung mit viel frischem Obst und Gemüse sowie ausreichend Ballaststoffen kann dazu beitragen, den Körper gegen die Auswirkungen von Stress zu stärken.
- **Schlaf:** Achte auf ausreichenden Schlaf, da Schlafmangel Stress verschlimmern kann.

Die Wahl der richtigen Stressbewältigungstechnik ist persönlich und kann von Mensch zu Mensch variieren. Es ist wichtig, diejenige zu finden, die am besten zu dir passt und in deinen Alltag integriert werden kann. Eine regelmäßige Stressbewältigungspraxis kann nicht nur die Darmgesundheit fördern, sondern auch dein allgemeines Wohlbefinden steigern. Denke daran, dass es nicht darum geht, Stress völlig zu vermeiden, sondern gesunde Wege zu finden, um damit umzugehen. Dein Darm wird es dir danken.

Diese hilfreichen Tipps werden dir helfen, deinen Darm in bestmöglicher Verfassung zu halten und gleichzeitig dein allgemeines Wohlbefinden zu steigern. Denke daran, dass jeder Mensch unterschiedlich ist, also höre auf deinen Körper und finde heraus, welche dieser Empfehlungen am besten zu deinem Lebensstil und deinen Bedürfnissen passen. Dein Darm wird es dir mit Gesundheit und Wohlbefinden danken!

Natürliche Darmreinigung: So kannst du deinem Darm etwas Gutes tun

Hast du schon einmal von der natürlichen Darmreinigung gehört und dich gefragt, was es damit auf sich hat? Nun, es handelt sich um eine großartige Möglichkeit, deinen Körper auf natürliche Weise zu entgiften. Im Wesentlichen geht es darum, deinen Darm und Verdauungstrakt von angesammelten Ablagerungen zu befreien, und es gibt verschiedene Methoden, dies zu erreichen. Manchmal wird dies auch als Kolontherapie bezeichnet. Lass uns einen Blick darauf werfen, wie das funktioniert.

Es gibt im Wesentlichen zwei Hauptmethoden, um deinen Darm zu reinigen:

- Nahrungsergänzungsmittel: Eine Methode besteht darin, Nahrungsergänzungsmittel oral oder rektal einzunehmen, um deinem Darm zu helfen, seine Inhalte vollständig auszuscheiden. Diese Ergänzungen sind in Supermärkten, Apotheken und Drogerien leicht erhältlich.
- Colon-Hydrotherapie: Die andere Methode ist die Colon-Bewässerung, bei der Darm-Hydrotherapeuten eine Darmspülung durchführen. Hierbei wird über eine kleine Röhre, die in dein Rektum eingeführt wird, eine gewisse Menge Wasser in deinen Darm gepumpt.

Die Wahl zwischen diesen Methoden liegt bei dir, aber es ist wichtig zu beachten, dass es nur begrenzte wissenschaftliche Studien gibt, die die Praxis der Darmreinigung unterstützen. Daher ist es ratsam, die potenziellen Vor- und Nachteile sorgfältig abzuwägen, bevor du dich für eine dieser Methoden entscheidest.

Wenn du jedoch nach einer natürlicheren Alternative zur Darmreinigung suchst, gibt es einige Hausmittel, auf die du zurückgreifen kannst. Eine natürliche Darmreinigung zielt darauf ab, unverdaute Substanzen aus deinem Körper zu entfernen, da diese langfristig schädlich sein können und sich negativ auf deine Gesundheit auswirken können Hier sind einige Empfehlungen:

Natürliche Darmreinigung mit Garcinia Cambogia: Eine erstaunliche Wirkung namens Hydroxycitric Acid (HCA)

Ein weiteres kraftvolles Mittel, das du in Betracht ziehen kannst, wenn es um die Reinigung deines Darms geht, ist Garcinia Cambogia. Diese natürliche Ergänzung kann eine wertvolle Hilfe auf deinem Weg zu einem gesunden Darm sein.

Die Anwendung von Garcinia Cambogia ist ziemlich einfach. Du musst lediglich Garcinia Cambogia Ergänzungen 1- bis 2-mal täglich einnehmen. Aber wie funktioniert das eigentlich?

Der Schlüssel zum Erfolg von Garcinia Cambogia liegt in einer Verbindung namens Hydroxycitric Acid (HCA). HCA ist eine natürliche Verbindung, die in dieser Frucht gefunden wird und eine erstaunliche Wirkung auf deinen Körper haben kann. Hier ist, warum das funktioniert:

- **Appetitunterdrückung:** HCA in Garcinia Cambogia kann dazu beitragen, deinen Appetit zu unterdrücken. Das bedeutet, dass du weniger essen wirst, was dir bei der Kontrolle deines Gewichts helfen kann.
- **Stoffwechselsteigerung:** Eine erhöhte Stoffwechselrate ist ein Schlüssel zum Abnehmen. Garcinia Cambogia kann deinen Stoffwechsel ankurbeln, was dazu führt, dass dein Körper mehr Kalorien verbrennt.
- **Fettverbrennung:** HCA hat natürliche Fettverbrennungseigenschaften. Das bedeutet, dass es deinem Körper hilft, Fett effizienter zu verbrennen, was dir bei der Gewichtsabnahme hilft.
- **Entgiftung:** Die Einnahme von Garcinia Cambogia kann dazu beitragen, Giftstoffe aus deinem Körper auszuspülen. Dies ist ein wichtiger Schritt, um deinen Darm von schädlichen Ablagerungen zu befreien.
- **Verstopfung vorbeugen:** Eine gesunde Darmfunktion ist entscheidend für deine allgemeine Gesundheit. Garcinia Cambogia kann dazu beitragen, Verstopfung zu verhindern und die Regelmäßigkeit deiner Verdauung zu fördern.
- **Psychische Gesundheit:** Es ist wichtig zu beachten, dass ein gesunder Darm auch positive Auswirkungen auf deine

psychische Gesundheit haben kann. Ein gereinigter Darm kann zu einem Gefühl des Wohlbefindens und der Leichtigkeit beitragen.

Wenn du also nach einer natürlichen Unterstützung auf deiner Reise zu einem gesunden Darm suchst, könnte Garcinia Cambogia eine großartige Ergänzung sein. Denke jedoch daran, vor der Einnahme von Nahrungsergänzungsmitteln immer deinen Arzt zu konsultieren, um sicherzustellen, dass sie zu deiner individuellen Gesundheit passen.

Natürliche Darmreinigung mit Apfelsaft: Eine erfrischende Möglichkeit für deinen Darm

Du möchtest deinem Darm auf natürliche Weise etwas Gutes tun, ohne komplizierte Prozesse? Dann ist frischer Apfelsaft vielleicht genau das Richtige für dich. Hier ist, wie es funktioniert:

Was du brauchst:

- 1 Apfel
- 1 Tasse Wasser

Was du tun musst:

- Schnapp dir einen Apfel und schneide ihn in kleine Stücke.
- Wirf die Apfelstücke in einen Mixer.
- Gieße eine Tasse Wasser dazu und mixe alles zu frischem Apfelsaft.
- Genieße deinen Apfelsaft.
- Warte 30 Minuten und trinke dann ein Glas Wasser.

Wie oft solltest du das machen?

Es ist empfehlenswert, dies mehrmals täglich für mindestens 3 Tage zu wiederholen.

Warum das funktioniert?

Äpfel sind fantastische Lieferanten von Ballaststoffen. Die Ballaststoffe in Äpfeln können dazu beitragen, deinen Stuhl auf natürliche Weise zu regulieren und die Passage durch deinen Darm zu erleichtern. Das fördert eine gesunde Verdauung und kann dir dabei helfen, dein Gewicht zu kontrollieren.

Darüber hinaus haben Studien gezeigt, dass Äpfel das Wachstum von Darmkrebszellen hemmen können. Die Antioxidantien und Ballaststoffe in Äpfeln spielen eine wichtige Rolle bei der Pflege der Darmgesundheit und können das Risiko von Darmkrebs reduzieren.

Die natürliche Darmreinigung mit Apfelsaft ist nicht nur erfrischend, sondern auch eine einfache Möglichkeit, deinem Darm die Pflege zu bieten, die er verdient. Denk daran, frische und saftige Äpfel für die besten Ergebnisse zu verwenden.

Natürliche Darmreinigung mit Joghurt: Die leckere Art, deinen Darm zu unterstützen

Du fragst dich, wie du auf einfache Weise deinen Darm natürlich reinigen kannst? Naturjoghurt könnte die köstliche Antwort sein. Hier ist, wie es funktioniert:

Was du brauchst:

- Eine kleine Schüssel mit Naturjoghurt

Was du tun musst:

- Schnapp dir eine Schüssel mit Naturjoghurt.
- Genieße den gesamten Inhalt der Schüssel.

Wie oft solltest du das machen?

- Es wird empfohlen, dies 1 bis 2 Mal täglich zu wiederholen.

Warum das funktioniert?

Joghurt ist ein natürliches Probiotikum, das dabei hilft, die nützlichen Darmbakterien zu fördern und wiederherzustellen. In deinem Darm leben gute Bakterien, und ihr Fehlen kann zu einer Vielzahl von Verdauungs- und Gesundheitsproblemen führen. Joghurt enthält diese nützlichen Bakterien, die deine Darmflora in Balance bringen.

Darüber hinaus ist Joghurt reich an Antioxidantien, die deinem Körper bei der natürlichen Entgiftung helfen. Durch den täglichen Verzehr von Joghurt kannst du Probiotika in deinem Körper aufrechterhalten, was wiederum deine Verdauung ankurbelt und deinen Dickdarm reinigt. Es ist nicht nur eine leckere Möglichkeit, deinen Darm zu unterstützen, sondern auch eine gesunde.

Natürliche Darmreinigung mit Apfelessig: Die kraftvolle Reinigung für deinen Darm

Was du brauchst:

- 1-2 Esslöffel Bio Apfelessig
- 1-2 Esslöffel Honig
- 1 Glas warmes Wasser

Was du tun musst:

- Gib den Apfelessig in ein Glas mit lauwarmem Wasser.
- Füge den Honig hinzu und mische alles gründlich.
- Trinke dieses Getränk jeden Morgen.

Wie oft sollte das gemacht werden?

- Einmal täglich.

Warum das funktioniert:

Apfelessig besitzt antioxidative und antibiotische Eigenschaften, die deinem Darm sehr zugutekommen. Die antibiotische Wirkung des Apfelessigs beruht auf dem Bakterium Acetobacter, das die Verdauung fördert und die ordnungsgemäße Funktion deines Darms unterstützt. Die Säure im Apfelessig erhöht den Säuregehalt in deinem Magen, beseitigt Giftstoffe und kann dir beim Abnehmen helfen.

Natürliche Darmreinigung mit Ingwer: Dein Weg zu einem gesunden Verdauungssystem

Was du brauchst:

- 1-2 cm Ingwer
- 1/4 Tasse Zitronensaft
- 2 Tassen warmes Wasser

Was du tun musst:

- Extrahiere zwei Teelöffel Ingwersaft.
- Gib ihn in zwei Tassen heißes Wasser.
- Füge den Zitronensaft hinzu und rühre gut um.

Du kannst dieses Getränk in zwei oder mehrere Portionen aufteilen und es über den Tag verteilt trinken.

Wie oft sollte das gemacht werden?

- Trinke diese Lösung den ganzen Tag über.

Warum das funktioniert:

Ingwer enthält eine bioaktive Verbindung namens Gingerol, die antioxidative und entzündungshemmende Eigenschaften besitzt. Es wird oft zur Behandlung von Verdauungsproblemen und zur Gewichtsreduktion eingesetzt. Ingwer regt die Sekretion von Verdauungssäften an, um die Verdauung zu unterstützen, was wiederum bei der Reinigung des Dickdarms hilft.

Natürliche Darmreinigung mit Leinsamen: Sanfte Unterstützung für deinen Darm

Was du brauchst:

- 1 Esslöffel pulverisierte Leinsamen
- 1 Glas warmes Wasser

Was du tun musst:

- Nimm einen Esslöffel gemahlene Leinsamen und vermische das Pulver mit einem Glas warmem Wasser.
- Trinke diese Mischung 30 Minuten vor dem Frühstück und vor dem Schlafengehen.
- Du kannst auch etwas Honig für den Geschmack hinzufügen.

Wie oft sollte das gemacht werden?

- Trinke diese Mischung zweimal am Tag.

Warum das funktioniert:

Leinsamen sind eine reiche Quelle von Omega-3-Fettsäuren, Ballaststoffen und Antioxidantien. Der tägliche Verzehr von Leinsamen ist ein sicherer Weg, um deinen Dickdarm aufgrund der abführenden Wirkung seiner Kombination zu reinigen. Während die Omega-3-Fettsäuren wunderbar für deine allgemeine Gesundheit sind, können die Antioxidantien und Ballaststoffe in Leinsamen helfen, deinen Stuhlgang zu regulieren und alle Giftstoffe aus deinem Körper zu entfernen.

Natürliche Darmreinigung mit Aloe Vera Saft: Die natürliche Quelle der Darmgesundheit

Was du brauchst:

- 200 mg Aloe Vera Gel
- 1-2 Tassen Wasser

- 2 Teelöffel Zitronensaft

Was du tun musst:

- Füge zwei Teelöffel Zitronensaft zu einer oder zwei Tassen Wasser hinzu.
- Gib 200 mg Aloe Vera Gel dazu und mische gut.
- Kühle den Aloe Vera Saft für 3 bis 4 Stunden und konsumiere ihn.

Wie oft sollte das gemacht werden?

- Du musst mehrmals täglich kleine Mengen des zubereiteten Aloe Vera Saftes trinken.

Warum das funktioniert:

Aloe Vera enthält mehrere Vitamine, Mineralien, Enzyme und Antioxidantien, wodurch er außergewöhnliche entgiftende und abführende Eigenschaften hat, die bei der Reinigung des Dickdarms helfen können.

Natürliche Darmreinigung mit Rizinusöl: Effektiv und schonend für deinen Darm

Was du brauchst:

- 1-2 Esslöffel Rizinusöl
- 1-2 Esslöffel ungesüßten Orangen- oder Zitronensaft

Was du tun musst:

- Mische das Rizinusöl und den Orangen- oder Zitronensaft in gleichen Mengen.
- Trinke dies früh morgens auf nüchternen Magen.
- Trinke nach jeweils 15-30 Minuten ein Glas heißes Wasser, bis du deinen Darm mindestens 2- bis 3-mal entleert hast.
- Konsumiere nun Joghurt oder ein anderes fermentiertes Milchprodukt. Dies wird deinen Stuhlgang stoppen.

Wie oft sollte das gemacht werden?

- Du solltest dies einmal alle 2 Monate tun.

Warum das funktioniert:

Rizinusöl ist ein starkes Abführmittel, das deinen Stuhlgang schnell erhöht. Die in Rizinusöl enthaltene Ricinolsäure wirkt entgiftend und abführend. Es hilft bei der Reinigung des Dickdarms, indem es unerwünschte Giftstoffe aus deinem Körper ausscheidet.

Natürliche Darmreinigung mit Grüner Tee: Dein erfrischender Weg zu einem gesunden Darm

Was du brauchst:

- 1 Teelöffel grüner Tee
- 1 Tasse heißes Wasser
- Honig (optional)

Was du tun musst:

- Gib einen Teelöffel grünen Tee in eine Tasse mit heißem Wasser und lasse ihn mindestens 10 Minuten ziehen.
- Lasse den Tee ein wenig abkühlen und füge etwas Honig hinzu. Trinke den Tee.

Wie oft sollte das gemacht werden?

- Du kannst 3- bis 4-mal täglich grünen Tee trinken.

Warum das funktioniert:

Grüner Tee ist ein ausgezeichnetes Mittel, um deinen Körper auf natürliche Weise zu reinigen und zu heilen. Er enthält Catechine, eine Gruppe von Polyphenolen, die antioxidative Eigenschaften haben und bei der Reinigung des Dickdarms helfen.

Die Verwendung dieser natürlichen Hausmittel kann dir helfen, deinem Darm etwas Gutes zu tun und deine Vitalität zu steigern. Denke jedoch daran, dass es immer ratsam ist, vor Beginn einer Darmreinigung oder der Einnahme von Nahrungsergänzungsmitteln mit einem Arzt zu sprechen, um sicherzustellen, dass es für deine individuelle Gesundheit sicher ist. Dein Wohlbefinden steht an erster Stelle!

Der Geheim-Tipp für einen gesunden Start in den Tag

Nun, da wir am Ende dieses Buches angelangt sind, hoffe ich, dass du die Reise durch die Welt der Darmgesundheit genossen und dabei wertvolle Einblicke gewonnen hast. Die Bedeutung eines gesunden Darms sollte dir inzwischen bewusst sein, und ich möchte dich ermutigen, verschiedene Hausmittel auszuprobieren. Jeder Mensch reagiert unterschiedlich auf diese Methoden, daher solltest du nicht entmutigt sein, wenn ein bestimmtes Rezept nicht sofort spürbare Ergebnisse liefert. Stattdessen lade ich dich ein, einen anderen Ansatz zu testen.

Wenn du jedoch einen einfachen und äußerst effektiven Start in deinen Tag suchst, habe ich einen Geheim-Tipp für dich: Trinke gleich nach dem Aufstehen zwei Gläser warmes Wasser. Glaub mir, es ist ein kleiner Aufwand mit großen Wirkungen.

Warum funktioniert das so gut? Nun, während wir schlafen, verlieren wir durch Schwitzen Flüssigkeit, ohne es zu merken. Indem du gleich nach dem Aufwachen warmes Wasser trinkst, gleicht dein Körper den Flüssigkeitsverlust sofort aus. Das stellt sicher, dass du gut hydriert in den Tag startest.

Aber das ist noch nicht alles. Das warme Wasser wirkt wie eine erfrischende Darmdusche. Ich gebe zu, es mag anfangs ungewohnt sein, aber nach ein paar Tagen wirst du dich daran gewöhnen. Stelle einfach ein Glas neben dein Waschbecken, um sicherzustellen, dass du es nicht vergisst. Mache diese Gewohnheit zu einem Teil deines Morgenrituals, und du wirst gespannt sein, wie positiv sich diese einfache Maßnahme auf dein Wohlbefinden auswirken kann.

Denke daran, dass es manchmal die kleinen Veränderungen sind, die einen großen Unterschied in unserer Gesundheit bewirken können. Also, nichts wie ran an das warme Wasser und auf eine gesunde Darmgesundheit!

Haftungsausschluss

Die Umsetzung aller enthaltenen Informationen, Anleitungen und Strategien dieses E-Books erfolgt auf eigenes Risiko. Für etwaige Schäden jeglicher Art kann der Autor aus keinem Rechtsgrund eine Haftung übernehmen. Für Schäden materieller oder ideeller Art, die durch die Nutzung oder Nichtnutzung der Informationen bzw. durch die Nutzung fehlerhafter und/oder unvollständiger Informationen verursacht wurden, sind Haftungsansprüche gegen den Autor grundsätzlich ausgeschlossen. Ausgeschlossen sind daher auch jegliche Rechts- und Schadensersatzansprüche. Dieses Werk wurde mit größter Sorgfalt nach bestem Wissen und Gewissen erarbeitet und niedergeschrieben. Für die Aktualität, Vollständigkeit und Qualität der Informationen übernimmt der Autor jedoch keinerlei Gewähr. Auch können Druckfehler und Falschinformationen nicht vollständig ausgeschlossen werden. Für fehlerhafte Angaben vom Autor kann keine juristische Verantwortung sowie Haftung in irgendeiner Form übernommen werden.

Urheberrecht

Alle Inhalte dieses Werkes sowie Informationen, Strategien und Tipps sind urheberrechtlich geschützt. Alle Rechte sind vorbehalten. Jeglicher Nachdruck oder jegliche Reproduktion – auch nur auszugsweise – in irgendeiner Form wie Fotokopie oder ähnlichen Verfahren, Einspeicherung, Verarbeitung, Vervielfältigung und Verbreitung mit Hilfe von elektronischen Systemen jeglicher Art (gesamt oder nur auszugsweise) ist ohne ausdrückliche schriftliche Genehmigung des Autors strengstens untersagt. Alle Übersetzungsrechte vorbehalten. Die Inhalte dürfen keinesfalls veröffentlicht werden. Bei Missachtung behält sich der Autor rechtliche Schritte vor.

Impressum

© Healthy Food Lounge
2024
1.Auflage

Alle Rechte vorbehalten.
Der Nachdruck ist gänzlich wie auch auszugsweise verboten.
Kein Teil dieses Werkes darf ohne schriftliche Genehmigung des Autors in irgendeiner Form reproduziert, vervielfältigt oder verbreitet werden.

Kontakt:
WriteLounge by Peggy Berndt
c/o Block Services
Stuttgarter Str. 106
D-70736 Fellbach